Touria Benazzouz

Utilização de ontologias como sistema de apoio à decisão

AF293021

Touria Benazzouz

Utilização de ontologias como sistema de apoio à decisão

ScienciaScripts

Imprint

Any brand names and product names mentioned in this book are subject to trademark, brand or patent protection and are trademarks or registered trademarks of their respective holders. The use of brand names, product names, common names, trade names, product descriptions etc. even without a particular marking in this work is in no way to be construed to mean that such names may be regarded as unrestricted in respect of trademark and brand protection legislation and could thus be used by anyone.

Cover image: www.ingimage.com

This book is a translation from the original published under ISBN 978-620-2-05564-2.

Publisher:
Sciencia Scripts
is a trademark of
Dodo Books Indian Ocean Ltd. and OmniScriptum S.R.L publishing group

120 High Road, East Finchley, London, N2 9ED, United Kingdom
Str. Armeneasca 28/1, office 1, Chisinau MD-2012, Republic of Moldova, Europe
Printed at: see last page
ISBN: 978-620-8-08032-7

Índice:

Utilização de Ontologias como Sistema de Apoio à Decisão para Gestão de Riscos na Cadeia de Abastecimento de Produtos Farmacêuticos: Estudo de Caso

Touria Benazzouz

Estudante de doutoramento na Universidade Hassan 1st , Faculdade de Ciências e Tecnologias,
Laboratório de Gestão Industrial e Inovação, Settat, Marrocos
E-Mail: t.benazzouz@uhp.ac.ma ,

Resumo: A existência de diferentes vocabulários na cadeia de abastecimento farmacêutico dificulta a colaboração e a partilha de informações entre parceiros (fornecedores, delegações, hospitais...). Pode também gerar riscos e erros que podem impedir o acesso a produtos farmacêuticos nas instalações hospitalares. Para o sistema de abastecimento de medicamentos nos hospitais públicos em Marrocos, a ontologia é uma solução que melhorará a compreensão entre os actores, promovendo a disseminação da informação e a sua exploração e promovendo uma nova abordagem à conceção de sistemas de informação. No entanto, a implementação de tal abordagem requer uma colaboração estreita entre os vários parceiros e exige uma troca intensiva de dados entre eles. Estes dados técnicos devem ser transmitidos, interpretados, geridos, reutilizados e armazenados de forma coerente e normalizada. Neste livro, desenvolvemos uma ontologia utilizando a ferramenta OWLGRed a partir de um modelo UML cujo objetivo é a gestão do risco na cadeia de abastecimento farmacêutico em Marrocos, principalmente nos hospitais públicos que se abastecem de forma centralizada através da divisão de abastecimento que trata da compra, armazenamento e distribuição de produtos farmacêuticos nestas instituições.

Introdução

A disponibilidade de produtos farmacêuticos nos hospitais públicos exige uma colaboração estreita entre os vários parceiros da cadeia de abastecimento e requer uma troca intensiva de dados entre eles. Com efeito, cada um dos parceiros que contribui para este objetivo precisa de ter acesso a um conjunto de informações e conhecimentos distribuídos por vários sistemas de informação (internos ou externos à sua organização) para poder fazer as suas escolhas de forma eficiente, tendo em conta todas as restrições necessárias e os riscos que podem perturbar o bom funcionamento da cadeia. Precisa também de partilhar as suas decisões e dados com outros parceiros que deles necessitem. No entanto, cada parceiro da cadeia de abastecimento farmacêutico tem a sua própria área de especialização e cada um deles fala a sua própria língua.

Com o aparecimento das ontologias como um novo paradigma de modelação da informação, tornou-se possível a partilha e o intercâmbio de dados entre diferentes parceiros de uma cadeia de abastecimento. Assim, uma nova via de integração e interoperabilidade tornou-se prometedora. De facto, as ontologias permitem não só o intercâmbio de informações entre sistemas sem perda de semântica, mas também oferecem a possibilidade de inferir novas informações a partir das existentes.

Neste livro, pretendemos propor um novo cenário para o fornecimento de produtos farmacêuticos ao nível dos hospitais públicos em Marrocos e utilizar as ontologias como elemento integrador e como suporte eficaz para identificar os riscos ligados à cadeia de fornecimento de produtos farmacêuticos e para tornar a compreensão desses riscos explícita e comum entre os vários parceiros desta cadeia.

Para tal, apresentamos na primeira parte deste livro uma revisão da literatura sobre os riscos associados à cadeia de abastecimento de produtos farmacêuticos e uma abordagem baseada na Linguagem de Modelação Unificada (UML) para modelar o sistema da cadeia de abastecimento de produtos farmacêuticos ao nível dos hospitais públicos marroquinos. Os diagramas UML permitem-nos representar de forma abstrata os objectos e conceitos internos e externos do sistema de abastecimento e construir a ontologia de domínio dos riscos associados a esta cadeia.

A segunda parte descreve algumas noções sobre ontologias. Começa com uma apresentação geral das ontologias, definição e ciclo de vida. De seguida, apresenta algumas tipologias de construção, metodologias de construção e ambientes de construção das ontologias que têm sido propostas na literatura. De seguida, descreve a nossa ontologia de domínio desenvolvida a partir do modelo UML utilizando a ferramenta OWLGRed.

Capítulo 1

1. Riscos na cadeia de abastecimento dos produtos farmacêuticos

Nem todas as actividades da cadeia de abastecimento podem ser previstas com certeza. De facto, os intervenientes na cadeia devem considerar uma série de eventos que podem ocorrer. Estes eventos podem ter um efeito positivo, designado por "oportunidade", ou negativo, designado por "risco". Neste livro, estamos apenas interessados nos riscos que podem perturbar o bom funcionamento da cadeia de abastecimento

1.1. Definição de risco

As questões relacionadas com os riscos nas cadeias de abastecimento tornaram-se um importante tema de investigação. Por conseguinte, é necessário começar por definir o conceito de risco neste contexto. Harland e outros (2003) definem risco como a probabilidade de perda e a importância dessa perda para a organização ou indivíduo. Caracteriza-se pela combinação da probabilidade de um programa ou projeto sofrer um acontecimento adverso e as consequências, o impacto ou a gravidade desse acontecimento (NASA, 2002). Estas definições especificam que o risco tem sempre consequências negativas, enquanto outras afirmam que o risco pode ser uma fonte de oportunidades: o risco é um acontecimento que provoca uma perturbação do estado do sistema que tem um impacto negativo ou positivo no seu desempenho (Gourc, 2006). Além disso, a incerteza na realização dos objectivos é um elemento comum entre estas definições, mas diferem na forma como caracterizam os resultados e os domínios de aplicação.
Neste livro, o risco pode ser definido como um acontecimento que ocorre de forma indesejável. Tem efeitos inesperados que afectam negativamente o desempenho de um sistema.

1.2. Gestão dos riscos

Para identificar, avaliar e gerir os riscos, as empresas devem considerar a gestão do risco como uma parte essencial da gestão da cadeia de abastecimento. Esta abordagem é conhecida como Gestão de Riscos da Cadeia de Abastecimento (SCRM). Consiste em definir, de forma colaborativa, com os parceiros, um conjunto de ferramentas para lidar com os riscos e incertezas que têm impacto nas actividades de logística e recursos (Norrman e Linroth, 2002).
A gestão do risco é definida como o conjunto de "actividades coordenadas para dirigir e orientar uma organização no que respeita ao risco. Inclui normalmente a identificação do risco, a análise do risco, a avaliação do risco e o tratamento do risco" (ISO, 2009).
- A identificação de riscos é o processo de pesquisa, reconhecimento e descrição dos

riscos que podem impedir as empresas, na cadeia de abastecimento, de atingir os seus objectivos de uma forma sistemática (Wildemann, 2006). Esta etapa é efectuada com recurso a ferramentas normalizadas, tais como dados históricos, análises teóricas, opiniões de peritos e outras pessoas competentes, brainstorming, referências, retornos, entrevistas, utilização de abordagens metodológicas (tais como AMDEC, APR, árvores de causas...). Este processo deve abranger qualquer tipo de risco, seja ele interno ou externo, a fim de gerir as diversas incertezas que podem surgir no futuro.

- Uma vez efectuada a identificação, é necessário analisar os riscos previamente identificados. Este processo envolve a quantificação das incertezas, a estimativa do seu impacto nos resultados, a construção de um modelo de análise de risco que expresse estes elementos de forma quantitativa e a tomada de decisões que possam ajudar a evitar, mitigar ou tratar o risco. Os resultados desta etapa podem ser apresentados sob a forma de uma lista de riscos classificados de acordo com diferentes tipologias de causas (técnicas, políticas, organizacionais...), a fim de definir acções de controlo adaptadas a cada risco.

- A avaliação de riscos permite estimar quantitativa ou qualitativamente as ocorrências e consequências dos riscos e medir as suas probabilidades e impactos, de modo a distinguir aqueles que requerem atenção constante e devem ser tratados daqueles que não o farão. Após esta etapa, é necessário hierarquizar os riscos detectados para avaliar os seus impactos e fornecer uma ordem de grandeza para distinguir os riscos aceitáveis dos inaceitáveis. As técnicas qualitativas e quantitativas utilizadas para a avaliação, classificação e visualização das categorias de risco são numerosas. As técnicas qualitativas permitem uma avaliação da probabilidade de ocorrência. Incluem estimativas de peritos ou análises de árvores de falhas, enquanto as técnicas quantitativas se baseiam na análise estatística de dados históricos ou em modelos de simulação (Ziegenbein, 2007).

- O tratamento dos riscos permite a sua modificação através da alteração das consequências e da probabilidade. Consiste em acções destinadas a abordar os riscos e a reduzi-los para níveis aceitáveis. Geralmente, existem dois tipos de acções: acções proactivas que são utilizadas para evitar ou prevenir os riscos e acções reactivas que abordam os riscos que possam surgir (Grundmann, 2008).

A gestão do risco pode também ser definida como a identificação e a gestão dos riscos internos ou externos ligados à cadeia de abastecimento através de uma abordagem coordenada entre parceiros, de forma colaborativa, para reduzir a vulnerabilidade da cadeia de abastecimento e o impacto das incertezas nas actividades e recursos logísticos (Artebrant et al., (2003) e Norrman e Linroth, (2002)). O objetivo deste processo é propor uma série de passos a seguir e respeitar para gerir os riscos.

Neste livro, estamos interessados na etapa de identificação e análise de riscos, porque sem um bom conhecimento dos riscos, é difícil implementar medidas adequadas para evitar a sua ocorrência.

1.3. Riscos e cadeia de abastecimento de produtos farmacêuticos

A cadeia de abastecimento farmacêutico é definida como um conjunto de processos, operações e organizações envolvidas na descoberta, desenvolvimento e fabrico de produtos farmacêuticos, que visa fornecer medicamentos de boa qualidade, no momento certo e no local certo, e aos clientes a um custo ótimo, de modo a ser coerente com os objectivos do sistema de saúde (Kaufmann, 2005). Por outro lado, existem riscos numa cadeia de abastecimento quando acontecimentos inesperados podem perturbar o fluxo de materiais no seu percurso desde os fornecedores iniciais até aos clientes finais.

Os riscos na cadeia de abastecimento de produtos farmacêuticos não só podem desperdiçar recursos, como também podem ameaçar a vida do doente ao impedir o acesso à medicação (Schneider et al., 2010). De facto, a análise e o controlo dos riscos nesta cadeia estão a tornar-se uma questão importante para o desempenho global dos parceiros.

Vários trabalhos propõem uma classificação e modelização do risco através da cadeia de abastecimento de produtos farmacêuticos (Benazzouz e al., (2017) e Benazzouz e al., (2016). Outros interessam-se pela contrafação (Jackson e al., (2012); Tomic e al., (2009); Deus (2006); Goldhammer e al., (2006)), aprovisionamento (Bishara, 2006) e garantia da qualidade (Tawab, 2010) como os principais riscos nesta cadeia. A maioria dos riscos identificados são semelhantes aos que prevalecem nas cadeias de abastecimento industriais, apesar das particularidades dos produtos farmacêuticos. Sintetizámos os resultados em seis categorias e três níveis, conforme detalhado na Tabela 1. Existem muitos níveis de gestão de riscos que podem ser organizados de acordo com a estrutura padrão da empresa. Utilizamos três abordagens de estrutura: estratégica, tática e operacional.

Quadro 1. Categorias de risco relacionadas com a cadeia de abastecimento de produtos farmacêuticos na literatura.

				Níveis		
				Estratégico	Tática	Operacional
Categorias de risco	Riscos do processo	1.1	Gestão do inventário			*
		1.2	Competências dos trabalhadores			*

			Col 1	Col 2	Col 3
	1.3	Fluxo de informação			*
	1.4	Produção e aquisição			*
	1.5	Transporte			*
	1.6	Planeamento e controlo			*
	1.7	Externalização		*	
	1.8	Estratégia	*		

	nd-relacionar d		Necessidades dos clientes	*		
Riscos relacionados com o aprovisionamento		3.1	Parceria com o fornecedor	*		
		3.2	Resultados da oferta e dos fornecedores	*		
		3.3	Qualidade das matérias-primas			*
		3.4	Contratos e acordos	*		
		3.5	Flexibilidade do fornecedor		*	
		3.6	Fiabilidade da entrega		*	

	3.7	Sistemas de informação			*
	3.8	Flexibilidade na variedade de produtos		*	
	3.9	Sistema de gestão da qualidade		*	
	3.10	Entrega atempada			*
	3.11	Falsificação	*		
Riscos ambientais	4.1	Catástrofes naturais e terrorismo	*		
	4.2	Questões políticas	*		
	4.3	Gestão de resíduos para fornecedores	*		
	23				*
	g "			*	

Classificámos os riscos relacionados com a cadeia de abastecimento de produtos farmacêuticos na literatura em 6 categorias:

- Os riscos de processo incluem seis riscos a nível operacional relacionados com a gestão do inventário, as competências dos trabalhadores, o fluxo de informação, a produção e aquisição, o transporte e o planeamento e controlo. A externalização e a estratégia estão associadas aos níveis tático e estratégico.
- Os riscos relacionados com a procura incluem o risco de a procura dos clientes não corresponder às previsões da organização
- Riscos relacionados com o aprovisionamento: A nível estratégico, os riscos relacionados com o aprovisionamento podem estar associados à parceria com o fornecedor, aos contratos e acordos e à contrafação. A nível operacional, estes riscos podem estar associados à matéria-prima, aos sistemas de informação ou à entrega atempada.
- Riscos ambientais: Catástrofes naturais e terrorismo, questões políticas e gestão de resíduos para os fornecedores; podem também impedir o funcionamento correto da cadeia de abastecimento
- Os riscos de mercado abrangem o risco de perdas financeiras resultantes de movimentos nos preços de mercado
- Os riscos financeiros surgem geralmente devido à instabilidade e às perdas no mercado financeiro causadas por movimentos nos preços das acções, moedas, taxas de juro e outros.

Capítulo 2

2. Riscos na cadeia de abastecimento de produtos farmacêuticos em Marrocos

Em Marrocos, a cadeia de abastecimento de produtos farmacêuticos (Figura 1) é caracterizada por um contexto com grandes perturbações, uma elevada incerteza no fornecimento de medicamentos e dispositivos médicos e, em particular, pelos riscos significativos que podem diminuir a cobertura das necessidades dos doentes e gerar consequências perigosas para o Ministério da Saúde, o doente, o hospital (reputação, diminuição do desempenho) e para a equipa de cuidados.

Com efeito, o relatório da CESE (2013) sublinhava que, ao nível dos estabelecimentos hospitalares (HE), a determinação das necessidades de medicamentos para o ano n+1 é feita com base no consumo médio dos anos anteriores e não a partir das necessidades reais e das prescrições médicas. Este fraco envolvimento dos prescritores no momento da expressão das necessidades produz geralmente sobrestimações e contribui para a acumulação dos stocks de medicamentos e para a sua expiração.

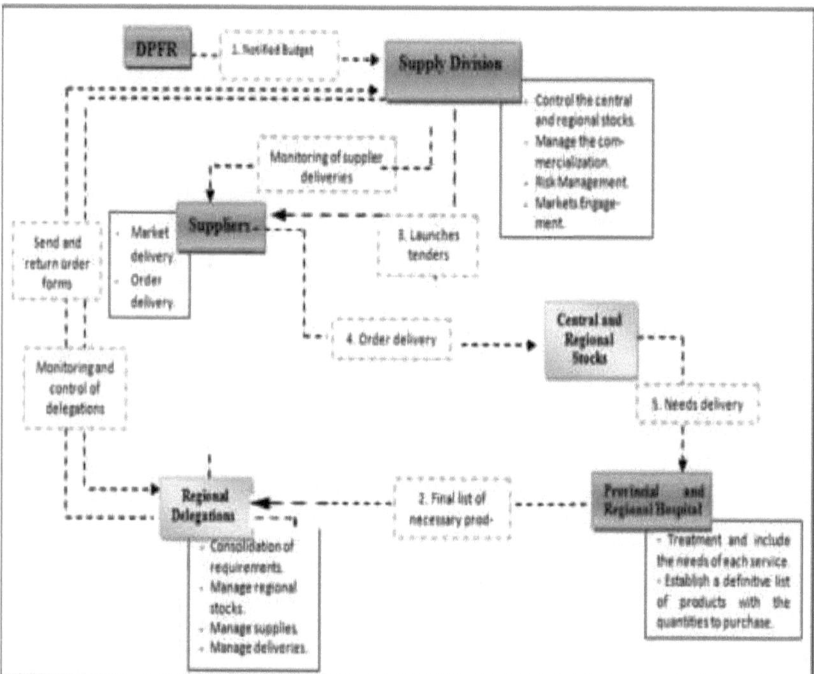

Figura 1. Processo de fornecimento de produtos farmacêuticos aos hospitais públicos em Marrocos.

Além disso, o relatório da CCMPS (2012) afirma que o armazenamento de medicamentos coloca problemas, com grandes quantidades de medicamentos fora de prazo, por atrasos nas entregas, rutura de stocks frequentes e insuficiência dos meios logísticos a nível central e local. A distribuição de medicamentos sofre de uma falta de coordenação dentro da rede de distribuição e da ausência de um sistema de informação integrado para controlar as actividades na cadeia de abastecimento de medicamentos (CESE, 2013). Além disso, a Divisão de Aprovisionamento (DS), responsável pela consolidação de requisitos, lançamento de concursos, receção, armazenamento e distribuição de produtos farmacêuticos, gestão administrativa e monitorização do abastecimento, não dispõe de um sistema de informação que permita uma rastreabilidade efectiva entre os vários elos da cadeia, o que dificulta o acesso à informação e gera um conjunto de riscos a todos os níveis.

A Tabela 2 apresenta uma descrição pormenorizada dos diferentes erros e riscos que podem perturbar o funcionamento correto da cadeia de abastecimento de medicamentos em Marrocos. Esta descrição é efectuada de acordo com as categorias e subcategorias encontradas na literatura (Tabela 1).

Tabela 2. Registo de riscos na cadeia de abastecimento de medicamentos em Marrocos.

Categorias			Sub-categorias	Descrição
Riscos do processo	R1	1.1	Gestão do inventário	A rutura do stock
				Sobrecarga
				Capacidade limitada
				Más condições de armazenamento
				Ausência de uma gestão de inventário de software

		Erro no cálculo do stock de títulos
1.2	Competên cias dos trabalhado res	Falta de competências
1.3	Fluxo de informaçã o	Problema de intercâmbio de informações entre os diferentes actores
		Problema de rastreabilidade nas diferentes etapas do ciclo de gestão.
		Má qualidade dos dados
1.4	Produção e aquisição	Defeito relacionado com a capacidade de produção do fabricante
1.5	Transporte	O transporte não cumpre as normas.
		Meios não adaptados aos diferentes tipos de produtos farmacêuticos.
		O custo anual afetado ao transporte é muito elevado.
		Capacidade limitada
1.6	Planeamen to e controlo	O planeamento não tem em conta as necessidades reais dos serviços

				Falta de controlo e de acompanhamento da utilização dos produtos farmacêuticos nos serviços
		1.7	A subcontratação	A externalização do transporte pode causar problemas na entrega
		1.8	As estratégias	A estratégia adoptada pela SD para a compra e armazenagem é centralizada e gera rupturas e excessos de existências
		1.9	Humano Recursos	Falta de recursos humanos
Riscos relacionados com a procura	R2		Necessidades dos clientes	Má estimativa das necessidades
Riscos relacionados com o aprovisionamento	R3	3.1	Parceria com o fornecedor	Incumprimento das especificações (Entrega) Monopólio
		3.2	Fornecimento e	Atraso no fornecimento

			Resultados do fornecedor	Má gestão dos concursos
		3.3	Qualidade das matérias-primas	A má qualidade das matérias-primas pode dar origem a produtos defeituosos
		3.4	Contratos e acordos	Não aplicação do contrato
		3.5	Flexibilidade da pinça	Pouca flexibilidade nas relações entre SD-fornecedor e SD-centro hospitalar
		3.6	Fiabilidade da entrega	Baixa capacidade para entregar a quantidade exigida de um produto na data desejada
		3.7	Sistemas de informação	Ausência de um sistema de informação
		3.8	Flexibilidade na variedade de condutas	Pouca flexibilidade dos fornecedores

		3.9	Sistema de gestão da qualidade	Ausência de um sistema que permita gerir a qualidade
		3.10	Sistema de gestão da qualidade	Incumprimento dos prazos de entrega dos fornecedores
		3.11	Falsificação	Desvio de produtos e problemas de qualidade
		3.12	Matérias-primas	Indisponibilidade de matérias-primas nos fornecedores
		3.13	Fabrico	Os produtos farmacêuticos fabricados podem ser declarados não conformes
				Complexidade do processo de fabrico
Riscos ambientais	R4	4.1	Catástrofes naturais e terrorismo	

		4.2	Questões políticas
		4.3	Gestão de resíduos para fornecedores
Riscos relacionados com o mercado	R5		Aumento da dimensão dos contratos públicos, o que coloca novos riscos
			Preços das matérias-primas
			Taxas de juro
Riscos financeiros	R6		A compra de produtos farmacêuticos não depende das necessidades expressas pelos vários centros hospitalares, mas depende do orçamento notificado

O quadro como registo de riscos que se baseia na literatura e nos relatórios apresentados pelo Ministério da Saúde de Marrocos. Este registo de riscos detalha todos os riscos identificados, incluindo a descrição, a categoria, a subcategoria e a causa. Trata-se de uma folha de cálculo que contém todas as declarações de risco identificadas para a cadeia de abastecimento de produtos farmacêuticos em Marrocos. Além disso, apresentamos outra classificação dos vários riscos e erros que podem afetar negativamente a disponibilidade de produtos farmacêuticos no hospital público em Marrocos através de um estudo qualitativo ao nível das estruturas centrais envolvidas na cadeia de fornecimento de produtos farmacêuticos, hospitais regionais, hospitais provinciais e centros hospitalares universitários.

A abordagem qualitativa é caracterizada por um procedimento aberto para determinar "o que existe" e "porquê", em vez de "quanto existe". Assim, o seu objetivo é identificar a realidade tal como definida pelo grupo estudado, sem impor à população um quadro estruturado, permitindo que esta população expresse e partilhe livremente as suas opiniões, pontos de vista e experiências.

Para o efeito, foram escolhidos três guiões de entrevistas temáticas formalizadas com perguntas abertas que abrangem duas partes do estudo:

- Ciclo de gestão dos produtos farmacêuticos (compra, armazenamento e distribuição...);
- Ferramentas de gestão da cadeia de abastecimento para produtos farmacêuticos.

Estas questões visam analisar a situação real e explorar vários factores determinantes da cadeia de abastecimento de produtos farmacêuticos ao nível dos hospitais públicos em Marrocos.

A taxa de resposta é elevada no nosso estudo, o que reflecte o interesse dos gestores de saúde no desempenho global das suas instituições. Este é o primeiro estudo realizado entre os parceiros da cadeia de abastecimento de produtos farmacêuticos em Marrocos, com o objetivo de identificar os riscos e erros relacionados com esta cadeia. Os resultados obtidos no terreno revelaram vários erros, problemas e riscos na cadeia de abastecimento que influenciam negativamente a disponibilidade destes produtos nos hospitais públicos.

Para estruturar as causas identificadas de disfunções na cadeia de abastecimento de medicamentos sob a forma de uma representação gráfica que seja fácil de compreender e comunicar, é utilizado o método de Ishikawa. Este método permite hierarquizar, organizar e analisar as grandes categorias de todas as causas identificadas durante as entrevistas sob a forma de um diagrama.

No nosso caso, construímos um diagrama 6M (Figura 2) cujas causas são classificadas em 6 categorias, todas elas iniciadas pela letra M: Milieu, Material, Mind Power, Method, Management e Money.

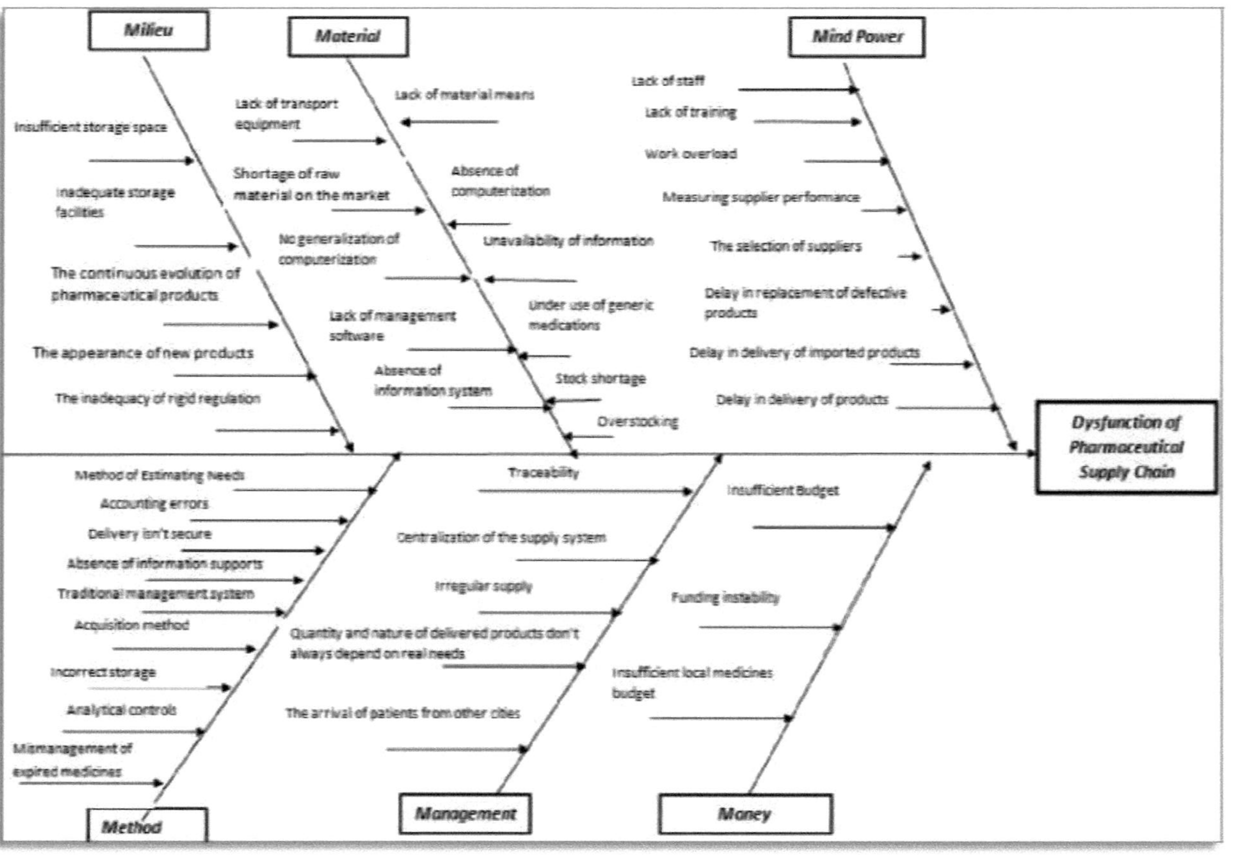

Figura 2. Diagrama de Ishikawa.

- Milieu: reagrupa as causas que pertencem às diferentes subcategorias:
    - Locais de armazenagem: insuficientes, inadequados...

- O mercado: Regulamentação, aparecimento de novos produtos, evolução contínua...

- Material: trata-se dos meios necessários para o transporte e o armazenamento dos produtos farmacêuticos, tais como os carrinhos de atendimento, de urgência e de farmácia... bem como as ferramentas necessárias para a comunicação ao nível da cadeia e o software de gestão.

- O poder da mente: Todos os recursos humanos envolvidos na cadeia de abastecimento de produtos farmacêuticos:

  - Pessoal: Falta de pessoal, excesso de trabalho, falta de formação...

  - Fornecedores: Atrasos na entrega e substituição de produtos defeituosos, seleção e avaliação do desempenho dos fornecedores...

- Métodos: representa os erros relativos aos procedimentos existentes, aos métodos de intercâmbio de informações e aos métodos utilizados:

  - Método de estimativa das necessidades: estimativa baseada no histórico, erros contabilísticos...

  - Método de aquisição: os concursos não permitem uma aquisição rápida em situações de emergência.

  - Método de entrega e de armazenagem: segurança da entrega, má armazenagem, controlos analíticos.

  - Método de gestão: gestão tradicional, ausência de meios de informação, má gestão dos medicamentos fora de prazo...

- Gestão: refere-se às práticas e competências associadas à organização do trabalho e às relações humanas: A centralização do sistema de aprovisionamento, a rastreabilidade, a irregularidade do aprovisionamento, a quantidade e a natureza dos produtos entregues nem sempre dependem das necessidades reais.

- Dinheiro: incide principalmente no orçamento afetado ao abastecimento central e local de produtos farmacêuticos: Instabilidade de financiamento, orçamento local insuficiente, orçamento insuficiente...

No entanto, foram feitos vários esforços para prevenir e resolver estes problemas, erros e riscos, principalmente: o aumento do orçamento de medicamentos pelo Ministério da Saúde, a criação de farmácias regionais, a normalização e modernização das farmácias hospitalares e a adaptação e melhoria dos métodos de gestão da farmácia hospitalar. E apesar de todos estes esforços, a cobertura das necessidades da população em medicamentos continua a ser insuficiente, uma vez que o doente continua a queixar-se da indisponibilidade destes produtos. Assim, não se trata de cumprir normas, procedimentos ou padrões de boas práticas, mas de identificar conceitos importantes no domínio, clarificando as relações entre objectos para permitir a normalização das linguagens entre parceiros.

Capítulo 3

3. Modelação do sistema proposto por UML

A UML é, antes de mais, um poderoso meio de comunicação que facilita a representação e a compreensão de um sistema complexo. A notação gráfica UML é utilizada para expressar visualmente uma solução e representar um sistema de acordo com várias perspectivas adicionais: lógica, de processo e física.

Os vários diagramas apresentados a seguir pretendem representar as soluções para o sistema de abastecimento de medicamentos e dispositivos médicos em Marrocos, de modo a controlar melhor os riscos que podem perturbar os processos operacionais, tácticos e estratégicos dos diferentes parceiros da cadeia, desde a colocação das encomendas até à entrega final aos doentes.

Diagrama de casos de utilização

O diagrama de casos de utilização permite descrever as interações e representar visualmente uma sequência de acções entre os parceiros do ambiente e os casos de utilização do sistema proposto, tal como descrito na figura seguinte (Figura 3):

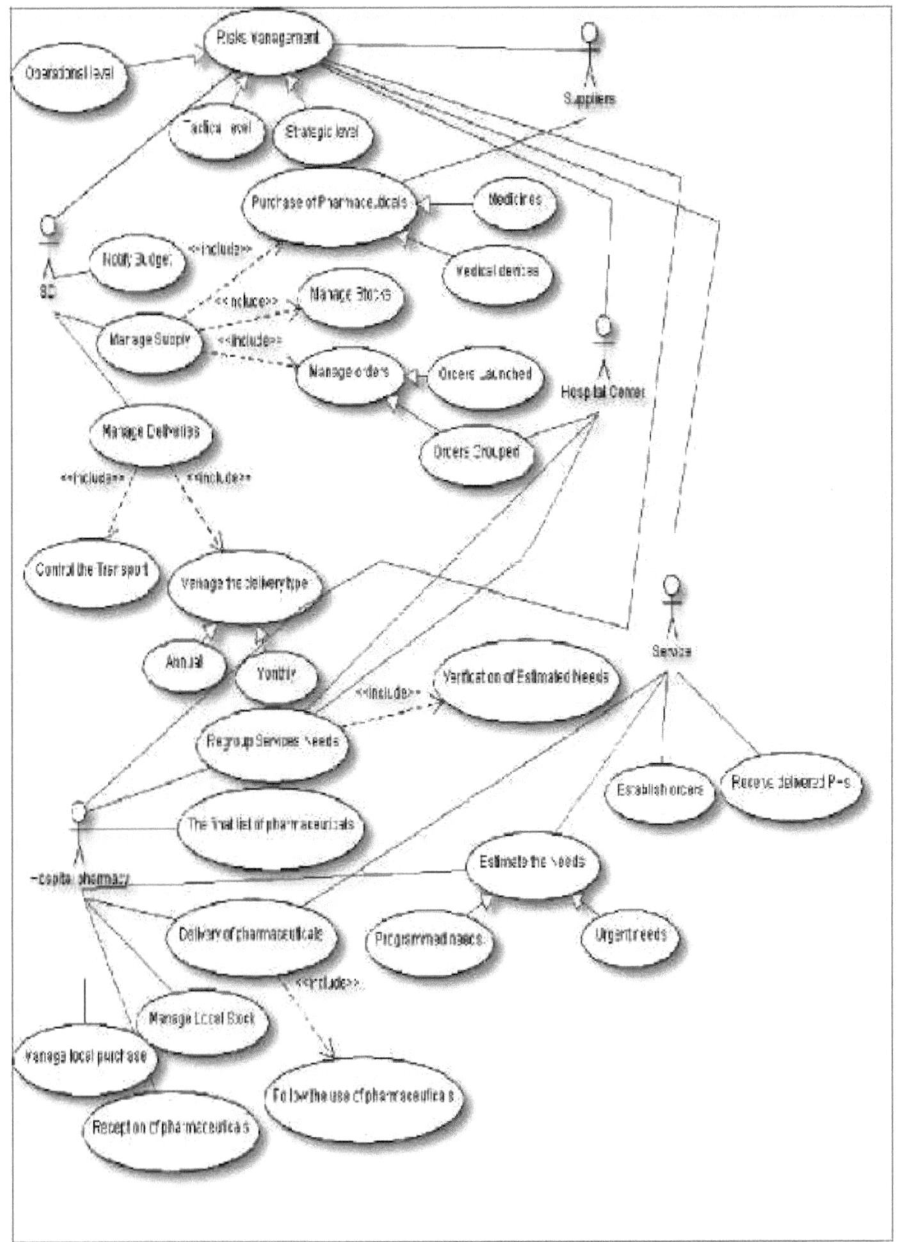

Figura 3. Diagrama de casos de utilização: Análise das necessidades.

A Divisão de Aprovisionamento (SD) tem o papel de supervisor de toda a cadeia de abastecimento farmacêutico. Gere o sistema de comercialização e distribuição em modo centralizado com base no orçamento notificado pela Direção do Planeamento e dos Recursos Financeiros (DPFR) e dirige os locais de armazenamento central:

- O serviço de gestão farmacêutica em Berrechid.
- A farmácia central da Casa, que é o principal repositório de produtos farmacêuticos.
- O sítio "Beausejour" é dedicado aos produtos termolábeis e aos contraceptivos.
- O sítio "Derb Ghallef" é dedicado ao armazenamento e à distribuição de solutos maciços.

As farmácias hospitalares tratam e incluem as necessidades de cada serviço para estabelecer uma lista definitiva de produtos com as quantidades a adquirir e enviar posteriormente ao comité de seleção de medicamentos do hospital para validação. Além disso, gerem e controlam o stock da farmácia, as compras locais e a entrega global e nominativa dos produtos farmacêuticos aos serviços. No entanto, o pessoal dos serviços (chefes de departamento, médicos e chefes de enfermagem) considera que as necessidades de produtos farmacêuticos gerem e controlam o stock local e os produtos entregues pela farmácia do hospital e estabelecem os comandos planeados e urgentes.

O sistema proposto permite que diferentes actores identifiquem qualquer risco que possa ser apresentado na cadeia de abastecimento de medicamentos em diferentes categorias, subcategorias e níveis de gestão (operacional, tático e estratégico).

Diagrama de classes

Os diagramas de classes são utilizados para modelar os conceitos no domínio da aplicação, bem como os conceitos internos criados como parte da implementação de uma aplicação. Cada linguagem de programação orientada para os objectos apresenta uma forma específica de implementar o paradigma dos objectos (ponteiros ou não, herança múltipla ou não, etc.), mas o diagrama de classes permite modelar as classes do sistema e as suas relações, independentemente da linguagem de programação.

O diagrama de casos de utilização apresentado mostra o sistema do ponto de vista dos actores, enquanto os diagramas de classes apresentados a seguir (Figuras 4, 5 e 6) mostram a estrutura interna para fornecer uma representação abstrata dos objectos do sistema que irão interagir para realizar o caso de utilização.

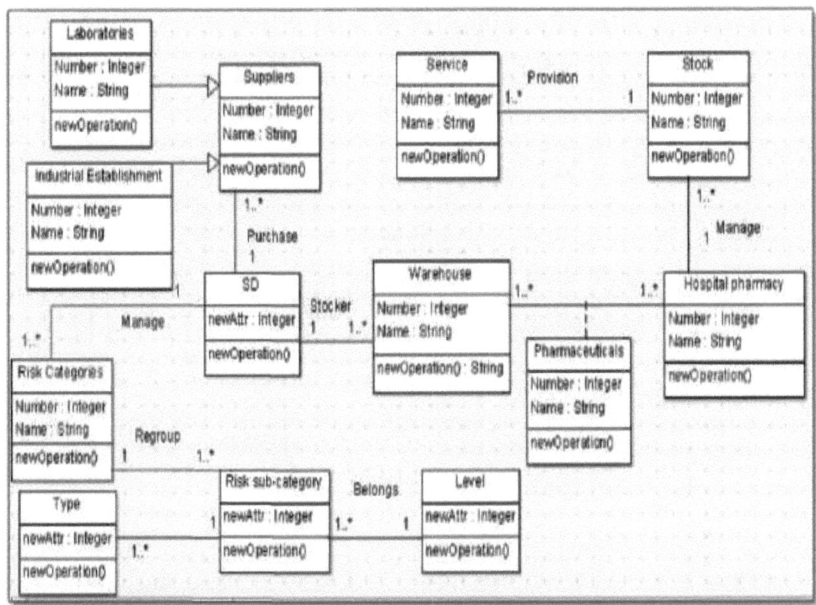

Figura 4. Diagrama de classes: Gestão de riscos pela Divisão de Aprovisionamento na cadeia de abastecimento de produtos farmacêuticos em Marrocos.

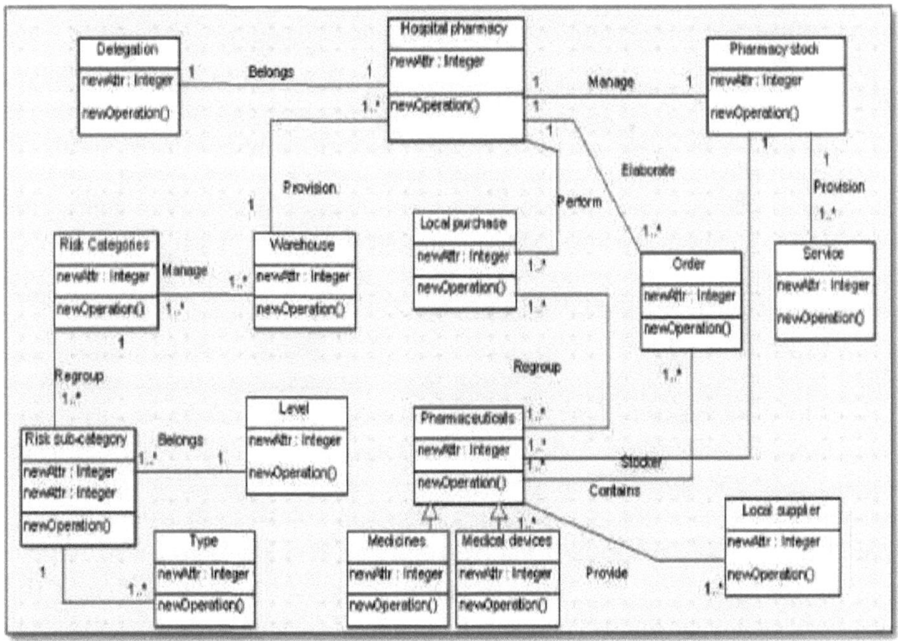

Figura 5. Diagrama de classes: Gestão do risco ao nível dos armazéns.

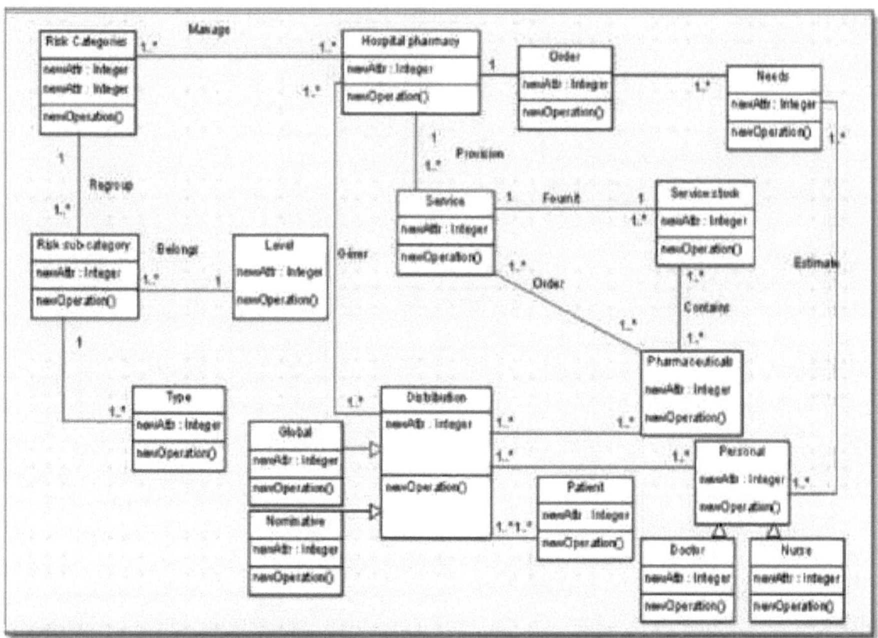

Figura 6. Diagrama de classes: Gestão de riscos na estimativa de necessidades.

Os diagramas apresentados descrevem o fluxo dos produtos farmacêuticos desde o envio das ordens aos fornecedores até à receção ao nível dos serviços. Os intervenientes nesta cadeia: a Direção de Aprovisionamento (DS), os fornecedores, os armazéns, a farmácia hospitalar e os serviços devem gerir a Classe de Categorias de Risco. Esta classe apresenta as diferentes categorias de risco (Classe de Categorias de Risco) que podem perturbar o movimento eficiente da cadeia.

Cada categoria deve ter um número único como chave primária e um nome. Uma categoria pode incluir uma ou mais subcategorias (classe de subcategoria de risco). Os diferentes riscos podem ser geridos a nível estratégico, tático ou operacional. A classe de nível oferece a possibilidade de escolher entre os diferentes níveis.

A identificação das necessidades nos hospitais é frequentemente deixada aos enfermeiros-chefes ou aos médicos que transferem as necessidades dos doentes para as necessidades dos serviços (Classe Necessidades) e as transmitem à farmácia hospitalar (Classe Farmácia Hospitalar). A classe de necessidades inclui também as necessidades programadas e não programadas (urgentes) para um ou mais serviços (classe de serviços). Todas estas necessidades são depois transmitidas às Delegações Regionais e às Direcções Provinciais (classe Delegação) que elaboram as ordens anuais sobre os produtos farmacêuticos de um ou vários hospitais (excluindo o CHU: aprovisionamento autónomo). Em seguida, as ordens elaboradas são enviadas para a SD (classe SD) para iniciar o processo de compra aos fornecedores. A classe

Fornecedores representa os laboratórios e os estabelecimentos industriais que efectuam as compras nos armazéns em função do tipo de produtos fornecidos.

Na farmácia hospitalar, os produtos entregues pelos armazéns centrais (classe Armazém) são depois armazenados no stock da farmácia (classe Stock) e distribuídos pelos vários serviços de acordo com um calendário adaptado a cada hospital. A dispensa é efectuada em função do tipo de unidades de cuidados (Classe Serviço), do tipo de produto (Classe PH) e dos recursos disponíveis, mas, de um modo geral, podemos distinguir duas modalidades principais: Global e Nominativa. De facto, a Classe de Distribuição cria uma flexibilidade de escolha dos métodos de distribuição (Classes Globais e Nominativas) de medicamentos e dispositivos médicos (Classes de Medicamentos e DM).

A distribuição global consiste em entregar antecipadamente os produtos ao serviço (classe de serviço) mediante a apresentação de uma encomenda semanal de encomendas ordinárias para um período de uma semana ou de uma encomenda de complemento farmacêutico que permite ao serviço encomendar os produtos que não estão disponíveis no seu stock em qualquer momento. Os produtos são entregues logo após o depósito de uma ordem de entrega assinada pelo chefe de serviço. Estes produtos são depois armazenados no serviço e entregues ao pessoal de saúde (classe de enfermeiro) e (classe de médico) que os administram mediante prescrição médica. No que diz respeito à distribuição nominativa, permite a entrega de produtos a um doente (classe Doente) e não a um serviço que desempenha um papel de intermediário entre a farmácia e o doente, mediante a apresentação de uma receita médica para a entrega nominativa de produtos.

O modelo UML apresentado modela o sistema de fornecimento de medicamentos e os riscos que podem perturbar o sistema. Este modelo permite a identificação dos riscos, a rastreabilidade dos produtos farmacêuticos e a otimização da gestão da informação ao longo do sistema, o que melhora o desempenho das organizações de saúde.

Capítulo 4

4. Ontologia: Apresentação

4.1. Definição de Ontologia

A ontologia é um novo paradigma de modelação do conhecimento emprestado da filosofia e desenvolvido no âmbito da Web semântica. Definem os conceitos, as relações entre conceitos, as escolhas e as restrições que devem ser respeitadas. De facto, uma ontologia define um conjunto organizado (frequentemente sob a forma de taxonomia ou de rede semântica) de conceitos utilizáveis para formular conhecimentos. As ontologias especificam explicitamente os conhecimentos conceptuais utilizando uma linguagem formal ou semiformal. Na comunidade da Engenharia do Conhecimento, o termo ontologia está frequentemente associado a um meta-modelo que descreve o conteúdo de uma base de dados, as suas propriedades, o modo como pode ser utilizada e o vocabulário e a sintaxe fornecidos pela linguagem de representação.

Um conceito pode representar um objeto, uma noção, uma ideia, é designado por um termo lexical (ou vários), explicado por uma noção e instanciado por um conjunto de objectos (Uschold e King, 1995). Segundo Gomez-Perez (1999), os conceitos podem ser classificados de acordo com o nível de abstração (concreto ou abstrato), a atomicidade (elementar ou composto) e o nível de realidade (real ou fictício). Enquanto a relação é um elo semântico que permite ver a estruturação e a inter-relação dos conceitos. Para que esta definição seja completa, é necessário determinar o número de instâncias que a relação liga, o seu tipo e a ordem dos conceitos (Furst, 2002).

De acordo com Borst (1997), as ontologias são definidas como uma especificação formal explícita de uma concetualização. A expressão "especificação explícita" faz das ontologias um objeto sintático e o termo "concetualização" coloca-as no lado semântico. Uma concetualização explica o significado dos termos através de uma linguagem codificada. Utilizando esta linguagem, a ontologia assumirá a forma de uma teoria lógica ou de uma rede semântica. Uma concetualização dá conta do significado dos termos através de uma linguagem codificada. Utilizando esta linguagem, a ontologia assumirá a forma de uma teoria lógica ou de uma rede semântica.

De acordo com estas definições, pode ver-se que o objetivo da ontologia é modelar um domínio de conhecimento. Isto é feito através da sua estruturação em conceitos, relações entre conceitos, funções e instâncias (Gruber, 1995). A modelação ontológica é baseada na lógica. Assim, são compreensíveis por máquinas, facilitam a troca de conhecimentos entre humanos, entre humanos e máquinas e entre humanos através de máquinas (Uschold e al., 1996) e oferecem uma dimensão colaborativa, uma vez que permitem a formalização de uma semântica comum.

Neste livro, a ontologia pode ser definida como uma ferramenta poderosa para resolver as dificuldades geradas pela observação e eliminar as ambiguidades, dando uma representação e modelação explícitas do domínio para melhorar a comunicação, o que permite uma utilização importante, a partilha e uma maior interoperabilidade da informação e do conhecimento.

4.2. Ciclo de vida da ontologia

A ontologia tem um ciclo de vida que precisa de ser preciso. Em primeiro lugar, é necessário começar por um estudo das necessidades para saber para que serve a ontologia, depois construí-la e distribuí-la antes de a utilizar (Figura 7).

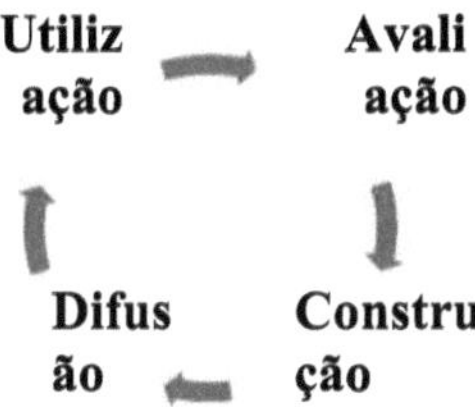

Figura 7. Ciclo de vida de uma ontologia.

A identificação e avaliação das necessidades são os primeiros passos no processo de construção de uma ontologia que serve para identificar os objectivos de construção e os futuros utilizadores da ontologia e para especificar o domínio de aplicação.

A concetualização permite expressar o conhecimento do domínio através de duas técnicas: entrevistas a especialistas e/ou análise manual ou automática de documentos relacionados com o domínio da ontologia. O resultado desta etapa é um modelo concetual informal expresso em linguagem natural, constituído por um conjunto de conceitos e relações, bem como as suas instâncias e atributos comuns. Este modelo concetual deve ser posteriormente construído numa linguagem semi-formal para tornar a ontologia utilizável pelas máquinas. Após a utilização da ontologia, as necessidades podem ser avaliadas e o processo de reconstrução pode ser despoletado.

Qualquer domínio necessita de ontologias poderosas e bem definidas, por isso têm surgido vários métodos e metodologias de construção de ontologias no domínio da Engenharia Ontológica.

4.3. Tipos e métodos de construção de ontologias

Existem vários tipos de ontologias e as suas aplicações são diversas. Sugerimos neste contexto a classificação proposta por Guarino (1998) que propõe quatro tipos de ontologias:

- Ontologias genéricas ou ontologias superiores: são uma concetualização independente de um problema ou de uma área específica, por exemplo: espaço, tempo, objetivo e acontecimento
- Ontologias de domínio: descrevem o vocabulário relacionado com uma área como a saúde, a indústria e a educação. Além disso, podem descrever o vocabulário associado a uma tarefa como o planeamento, o diagnóstico ou a compra. Este tipo de ontologia define o conhecimento necessário para resolver um determinado tipo de trabalho. Esta ontologia inclui três tipos de conceitos (Mizoguchi e Ikdea 1995):
  - Os nomes representam objectos que são criados, processados e manipulados
  - Verbos: representam actividades
  - Adjectivos: representam as caraterísticas dos objectos
- Ontologias de aplicação: fornecem conceitos baseados numa tarefa específica e numa área particular.
- Ontologias de representação: especificam conceptualizações que estão na base de formalismos de representação do conhecimento.

Na literatura, existem vários trabalhos que propuseram os métodos de construção dessas ontologias, incluindo os trabalhos de Gruber (1993), Uschold e Gruninger (1998), Guarino (1998) e Grubic (2010). A tabela a seguir (Tabela 3) resume as definições e as etapas desses métodos.

Tabela 3. Métodos de construção das ontologias.

Métodos	Definições	Passos
"Ontologia empresarial" (Uschold & King, 1995)	É um método que tem como objetivo: melhorar comunicação entre seres humanos, fornecer uma base para a especificação das aplicações dos utilizadores e apoiar a interoperabilidade.	- Identificação da função da ontologia. - Construção de uma ontologia (identificação de conceitos-chave, modelação da informação, formalização). - Avaliação e documentação da ontologia.
"TOVE"	Um método	- Identificação dos

(Grüninger & Fox, 1995)	que necessário para a construção de um modelo lógico de conhecimento.	problemas. - Formulação de perguntas informais às quais a ontologia deve dar resposta. - Especificação de terminologia a partir dos termos que aparecem nas perguntas. Axiomas de especificação formal e definições para terminologia. - Avaliação do completude da ontologia.
METHONT OLO GY (Fernandez-Lopez et al., 1999)	Este método foi desenvolvido pelo Laboratório de Inteligência Artificial para a construção de ontologias ao nível do conhecimento.	- Um processo de desenvolvimento de ontologias que inclui a gestão do projeto, actividades orientadas para o desenvolvimento e actividades de apoio. - Um ciclo de vida das ontologias baseado na evolução protótipos.
La TERMINA E (Biebow & Szulman, 1999)	Este método propõe a construção de ontologias a partir de textos.	- Criação de um corpus a partir de uma análise das necessidades. - Identificar termos e relações lexicais, utilizando ferramentas de processamento da linguagem natural. - Normalização semântica, que conduz a conceitos e relações semânticas definidos numa

		linguagem semi-formal. - Formalização e integração de conceitos numa base formal.
Processo unificado para a construção de ontologias (Nicola et al. 2005)	Este método baseia-se no Processo Unificado (UP) e na UML. O UPON é guiado por diagramas de utilização, pois visa construir ontologias orientadas para o utilizador.	- Fluxo de trabalho de requisitos - Fluxo de trabalho de análise - O fluxo de trabalho de conceção - A implementação Fluxo de trabalho - O fluxo de trabalho de teste

3.3 Ferramentas de Desenvolvimento de Ontologias

Existem várias linguagens de ontologia, como XML, RDF(S), DAML+OIL e OWL. Foram desenvolvidas muitas ferramentas ontológicas para implementar metadados de ontologias utilizando estas linguagens:

- O servidor Ontolingua (Farquhar e al, 1997), localizado na Universidade de Stanford, permite a um utilizador ou grupo de utilizadores visualizar ontologias existentes e construir cooperativamente novas ontologias. O acesso ao servidor é afetado por um navegador Web normal.
- WebOnto (Domingue, 1998) desenvolvido no Knowledge Media Institute da Open University. Trata-se de uma ferramenta baseada na Web e principalmente gráfica para construir ontologias de forma cooperativa.
- O ProtegeWin (Eriksson e al., 1999) foi concebido para o Departamento de Informática da Universidade Médica de Stanford, especialmente para a construção de ontologias. Uma vez construída a ontologia, o ProtegeWin gera automaticamente uma ferramenta de aquisição de conhecimentos para as instâncias da ontologia.
- ODE (Blazquez e al., 1999) ODE (Ontology Design Environment) é uma ferramenta de apoio à construção de ontologias a "nível do conhecimento", que é independente de qualquer linguagem formal. Inclui ferramentas de verificação da coerência da ontologia.
- OWLGred (Barzdins e al., 2010) permite criar, editar e visualizar ontologias. Oferece uma visão global da OWL com base na UML. O OWLGred apresenta as classes como classes UML, as propriedades como atributos de classe, os objectos como associações e restrições de cardinalidade e as associações entre classes como

multiplicidades da UML.

Neste livro, pretende-se utilizar ontologias de domínio como suporte eficiente da gestão de risco na cadeia de abastecimento de medicamentos em Marrocos para facilitar a integração, interna e externa, dos diferentes parceiros desta cadeia. A ontologia desenvolvida será construída utilizando um modelo UML. De facto, temos interesse em utilizar o método "Unified Process for ontology building" para identificar os diferentes riscos que podem impedir o acesso aos medicamentos e também para descrever o processo de fornecimento e os parceiros desta cadeia. A ferramenta OWLGred foi escolhida para passar automaticamente o nosso modelo concetual expresso como um diagrama de classes UML para uma ontologia semântica formal representada por OWL.

4. Ontologia de domínio para a gestão de riscos na cadeia de abastecimento de produtos farmacêuticos em Marrocos

A ontologia de domínio consiste num vocabulário partilhado entre os diferentes parceiros da cadeia de abastecimento de medicamentos em Marrocos. Uma primeira tarefa consiste em construir um corpus, que inclui a definição e a classificação do risco e a relação entre os parceiros. A partir do vocabulário contido no corpus, vamos extrair os conceitos primitivos constituintes desta ontologia.

4.2 Conceção da ontologia de domínio

A ontologia de domínio (DO), como já foi referido, define semanticamente todos os conceitos relacionados com um domínio de actividades, neste caso o risco ao nível da cadeia de abastecimento de medicamentos em Marrocos. O seu objetivo principal é "reunir e unificar os termos relacionados com a gestão do risco". Além disso, fornece um vocabulário de conceitos utilizados no domínio com a sua definição, conceitos semelhantes, conceitos relacionados, etc. A conceção desta ontologia foi feita na Linguagem de Modelação Unificada (UML). Trata-se de um formalismo simples para especialistas no domínio que facilita o processo de constituição da ontologia.

Perfis UML utilizados para especializar um modelo UML. Podem ser utilizados em todos os modelos sem modificar a sua estrutura. Além disso, é de notar que este raciocínio, embora possível, não é explorável por uma máquina porque não é um raciocínio automático, uma vez que os perfis UML não permitem qualquer forma de processamento semântico automático. Com efeito, a modelação da ontologia de domínio em UML deve então transformar-se numa ontologia formal. Esta pode então ser editada num ambiente protegido e enriquecido.

Note-se que vários trabalhos de investigação sugerem a modelação de ontologias com UML, nomeadamente Crane e Purvis (1999), Schreiber (2005), IBM (2006). Em (Brockmans, 2006), os autores desenvolvem uma abordagem que visa a visualização de ontologias OWL usando a notação gráfica UML. Para criar uma ontologia com UML (enriquecida) e depois passar automaticamente para OWL (ou vice-versa), Barzdins et al. (2010) sugerem a ferramenta OWLGred. Optámos por utilizar a mesma ferramenta para passar automaticamente de um modelo concetual expresso por um diagrama de classes UML para uma ontologia semântica formal representada por OWL.

A figura seguinte (Figura 8) mostra os parceiros da cadeia de abastecimento de medicamentos em Marrocos (divisão de abastecimento, fornecedores, armazéns, delegações e hospitais públicos), em que cada retângulo representa uma classe e as linhas com um triângulo representam a relação de generalização entre classes.

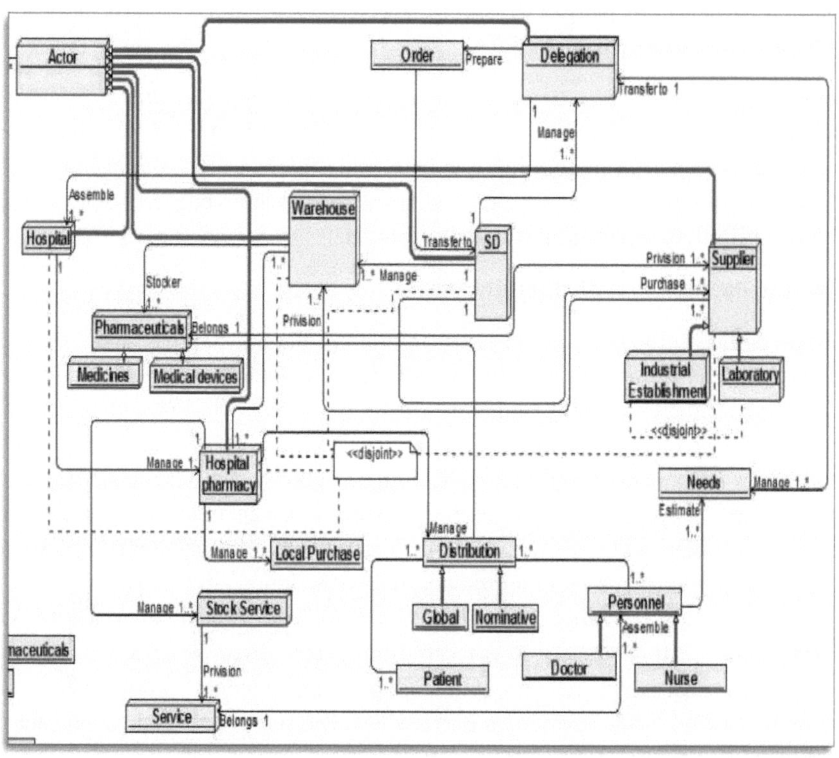

Figura 9. Demain ontologie : Gestão do risco na cadeia de abastecimento de produtos farmacêuticos em OWLGred.

A identificação das necessidades nos hospitais é frequentemente deixada aos enfermeiros-chefes ou aos médicos que transferem as necessidades dos doentes para as necessidades dos serviços (Classe Necessidades) e as transmitem à farmácia hospitalar (Classe Farmácia Hospitalar). A classe de necessidades inclui igualmente as necessidades programadas e não programadas (urgentes) de um ou vários serviços (classe de serviços). Todas estas necessidades são depois transmitidas às Delegações Regionais e às Direcções Provinciais (classe Delegação) que elaboram as ordens anuais sobre os produtos farmacêuticos de um ou vários hospitais (excluindo o CHU: aprovisionamento autónomo). Em seguida, as ordens elaboradas são enviadas para a SD (classe SD) para iniciar o processo de compra aos fornecedores. A classe Fornecedores representa os laboratórios e os estabelecimentos industriais que efectuam as compras nos armazéns em função do tipo de produtos fornecidos.

Na farmácia hospitalar, os produtos entregues pelos armazéns centrais (classe Armazém) são depois armazenados no stock da farmácia (classe Stock) e distribuídos pelos vários serviços de acordo com um calendário adaptado a cada hospital. A dispensa é efectuada em função do tipo de unidades de cuidados (Classe Serviço), do tipo de produto (Classe PH) e dos recursos disponíveis, mas, de um modo geral, podemos distinguir duas modalidades principais: Global e Nominativa. De facto, a Classe de Distribuição cria uma flexibilidade de escolha dos métodos de distribuição (Classes Globais e Nominativas) de medicamentos e dispositivos médicos (Classes de Medicamentos e DM).

A distribuição global consiste em entregar antecipadamente os produtos ao serviço (classe de serviço) mediante a apresentação de uma encomenda semanal de encomendas ordinárias para um período de uma semana ou de uma encomenda de complemento farmacêutico que permite ao serviço encomendar os produtos que não estão disponíveis no seu stock em qualquer momento. Os produtos são entregues logo após o depósito de uma ordem de entrega assinada pelo chefe de serviço. Estes produtos são depois armazenados no serviço e entregues ao pessoal de saúde (classe de enfermeiro) e (classe de médico) que os administram mediante prescrição médica. No que diz respeito à distribuição nominativa, permite a entrega de produtos a um doente (classe Doente) e não a um serviço que desempenha um papel de intermediário entre a farmácia e o doente, mediante a apresentação de uma receita médica para a entrega nominativa de produtos.

Além disso, a ontologia de domínio proposta permite que diferentes parceiros identifiquem qualquer risco que possa ser apresentado na cadeia de abastecimento de medicamentos em diferentes categorias, subcategorias e níveis de gestão (operacional, tático e estratégico), tal como descrito no Quadro 2 (Figura 9).

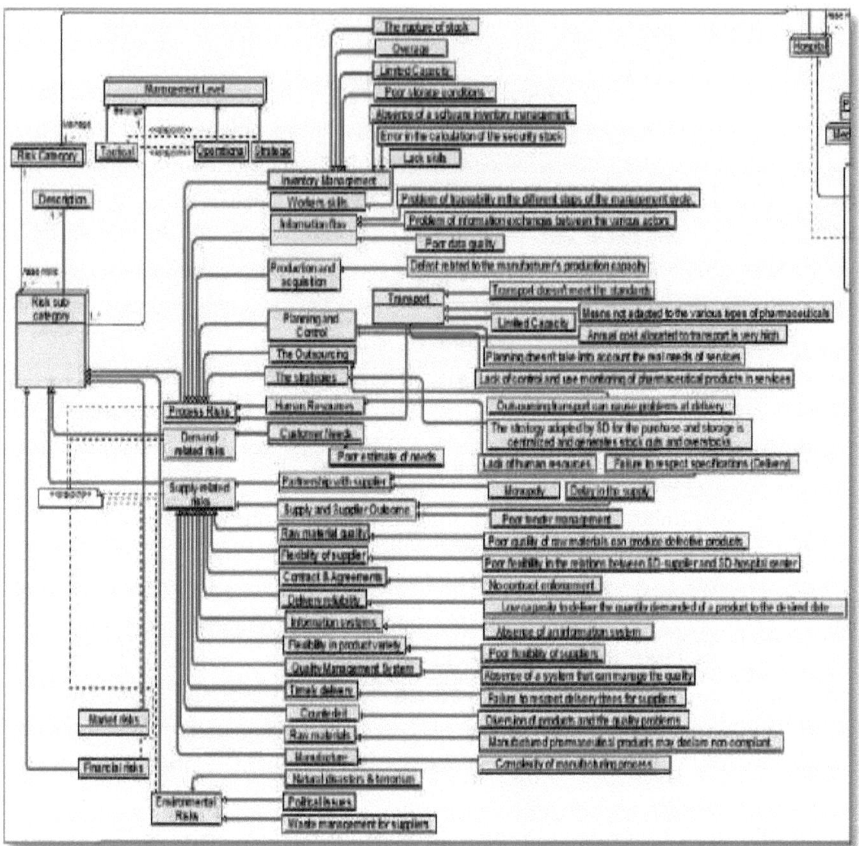

Figura 9. Demain ontologie : Gestão do risco na cadeia de abastecimento de produtos farmacêuticos em OWLGred.

Os diagramas apresentados descrevem o fluxo dos produtos farmacêuticos desde o envio das ordens aos fornecedores até à receção ao nível dos serviços. Os parceiros desta cadeia: a Direção de Aprovisionamento (DS), os fornecedores, os armazéns, a farmácia hospitalar e os serviços devem gerir a Classe de Categorias de Risco. Esta classe mostra as diferentes categorias de risco (Classe de Categorias de Risco) que podem perturbar o movimento eficiente da cadeia. Uma categoria pode incluir uma ou mais subcategorias (Classe Subcategoria de Risco). Os diferentes riscos podem ser geridos a nível estratégico, tático ou operacional. A classe de nível oferece a possibilidade de escolher entre os diferentes níveis.

Conclusão:

Ao nível do abastecimento, o desafio futuro para os hospitais não se prende apenas com a gestão dos produtos farmacêuticos, mas também com a implementação de cadeias de abastecimento. Os sistemas hospitalares de alto desempenho são aqueles que têm a cadeia mais optimizada, produtiva e colaborativa. Neste livro, propusemos uma ontologia de domínio como um sistema de apoio à decisão para a gestão de riscos no sistema de abastecimento de produtos farmacêuticos nos hospitais públicos de Marrocos (Figura 10). O sistema proposto fornece três funções: identificação de riscos na cadeia de abastecimento de medicamentos ao nível dos hospitais públicos (exceto o Centro Hospitalar Universitário), descrição semântica de cada categoria de risco e gestão de riscos pelos vários parceiros da cadeia.

- A identificação dos riscos na cadeia de abastecimento de medicamentos ao nível dos hospitais públicos: o utilizador do sistema pode identificar os diferentes riscos que podem impedir o acesso aos medicamentos e também classificá-los de acordo com três níveis de gestão (estratégico, tático e operacional).

- Descrição semântica de cada categoria de risco: a partir das descrições de erros e problemas na cadeia de abastecimento de medicamentos apresentadas na primeira parte da secção 4, o utilizador pode classificar o risco de acordo com subcategorias.

- Gestão dos riscos pelos vários parceiros da cadeia de abastecimento de medicamentos: para completar a identificação, o utilizador pode necessitar de informações sobre outros parceiros da cadeia. O raciocínio por ontologias permite a partilha de diferentes riscos, informações e conhecimentos relacionados com o domínio do fornecimento de medicamentos nos hospitais públicos.

Esperamos com esta investigação melhorar o processo de fornecimento de medicamentos e dispositivos médicos e permitir que os decisores identifiquem e analisem os riscos que podem surgir durante uma atividade de fornecimento, compra, armazenamento e/ou entrega.

REFERÊNCIAS

(Alberts, 2006) Alberts C. J., (2006). Elementos comuns de risco. Programa de Apoio à Aquisição. Pittsburgh, Pennsylvania, Carnegie Mellon University, Software Engineering Institute.

(Barzdins, 2010) Barzdins J., Barzdins G., Cerans K., Liepins R., et Sprogis A., (2010). OWLGrEd: uma notação gráfica e um editor no estilo UML para OWL 2. In 7th International OWLED Workshop, 2010.

(Benazzouz e al., 2017) Benazzouz T., Echchatbi A., e Charkaoui A., (2017). Uma nova abordagem para a conceção de um sistema de informação relacionado com a cadeia de abastecimento de medicamentos em Marrocos. International journal of healthcare management, 2017. https://doi.org/10.1080/20479700.2017.1337836

(Benazzouz e al., 2016) Benazzouz T., Echchatbi A., e Charkaoui A., (2016). Um estudo prospetivo sobre a análise dos riscos associados à cadeia de abastecimento de medicamentos em Marrocos. 6ª Conferência Internacional sobre Sistemas de Informação, Logística e Cadeia de Abastecimento. Conferência ILS 2016, 1 a 4 de junho, Bordéus, França.

(Biébow e Szulman, 1999) Biébow B., e Szulman S., (1999). TERMINAE: Uma ferramenta de base linguística para a construção de uma ontologia de domínio. Actas do 11º Workshop Europeu sobre Aquisição, Modelação e Gestão do Conhecimento: EKAW'99, Dagstuhl (Allemagne).

(Bishara, 2006) Bishara B.H., (2006). A gestão da cadeia de frio é um componente essencial da cadeia de abastecimento farmacêutico global. Am Pharm, n° 9, p. 105-109.

(Blazquez e al., 1998) Blazquez, M., Fernandez-lopez, M., Garcia-Pinar, J.M. e Gomez-Pérez, A., (1998) Building Ontologies at the Knowledge Level using the Ontology Design Environment. In Proceedings of the Workshop on Knowledge Acquisition, Modelling and Management: KAW'98, Banff, Canadá.

(Borst, 1997) Borst W.N., (1997). Construção de Ontologias de Engenharia. Centro de Telemática e Tecnologia da Informação. Universidade de Tweenty. Enschede, Países Baixos. 1997.

(CCMPS, 2012) Ministério da Saúde. Relatório da Comissão Consultiva de Medicamentos e Produtos de Saúde, 2012.

(CESE, 2013) Comissão Permanente dos Assuntos Sociais e da Solidariedade. Cuidados básicos de saúde: Para um acesso equitativo e generalizado. Relatório do Conselho Económico, Social e Ambiental, 2013

(Cranefield et Purvis, 1999) Cranefield, S., et Purvis, M., (1999). UML como uma linguagem de modelação de ontologias. In: Actas do Workshop sobre Integração Inteligente de Informação, 16ª Conferência Internacional Conjunta sobre Inteligência Artificial (IJCAI-99), 1999.

(Deus, 2006) Deus L., (2006). O papel da tecnologia no combate ao desvio e à contrafação de medicamentos. J Pharm Pract, vol. 19, p. 146-152.

(Domingue, 1998) Domingue J., (1998). Tadzebao e WebOnto: Discutindo, Navegando e Editando Ontologias na Web. Em B. Gaines e M. Musen (editores), Actas do 11º Workshop de Aquisição de Conhecimento para Sistemas Baseados no Conhecimento, 18-23 de abril, Banff, Canadá.

(Eriksson e al., 1999) Eriksson H., Fergerson R., Shahar Y., e Musen, M. A., (1999). Automatic Generation of Ontology Editors (Geração automática de editores de ontologias). Actas do 12º Workshop de Aquisição de Conhecimento de Banff, Banff, Alberta, Canadá, 16-22 de outubro de 1999.

(Farquhar e al., 1997) Farquhar A., Fikes R., e Rice J., (1997). O servidor Ontolingua: Ferramenta para a Construção Colaborativa de Ontologias. IJHCS, vol. 46, n° 6, p. 707-728.

(Fernandez-Lopez e al., 1999) Fernandez-Lopez M., Gomez-Pérez A., Sierra J. P., e Sierra A. P., (1999). Construção de uma ontologia química utilizando Methontology e o ambiente de conceção de ontologias. IEEE Intelligent Systems, vol. 14, n° 1, p. 37-46.

(Furst, 2002) Furst F., (2002). A engenharia ontológica. Relatório de pesquisa, n° 02-07, 2002.

(Gourc, 2006) Gourc D., (2006). Para um modelo geral de risco na direção e condução das actividades de bens e serviços: Propostas de gestão integrada de projectos e de gestão de riscos. Ecole des Mines de Albi-Carmaux, Instituto Nacional Politécnico de Toulouse. Tese de doutoramento

(Gomez-Perez, 1999) Gomez-Perez A., (1999). Engenharia Ontológica: A state of the art. Expert Update, vol. 2, n° 3, p. 33-43.

(Gruber, 1995) Gruber T., (1995). Towards principles for the design of ontologies used for knowledge sharing. International Journal of Human-Computer Studies, vol. 43, p. 907-928, 1995. **(Grundmann, 2008)** Grundmann T.,   (2008). Der Risikomanagement-Prozess - Schritte, angewandteMethoden und Hilfsmittel. Einanwendungsorientiertes System für das Management von Produkt - und Prozessrisiken, p. 27.

(Grüninger e Fox, 1996) Grüninger M., e Fox, M. S., (1996). Metodologia para a conceção e avaliação de ontologias. Nas Actas do IJCAI'95, Workshop sobre Questões

Ontológicas Básicas na Partilha de Conhecimentos, Montreal, Canadá.

(Guarino, 1998) Guarino N., (1998). Ontologia Formal e Sistemas de Informação. Actas do FOIS'98, Trento, Itália. Amesterdão, IOS Press, p. 3-15.

(Guarino, 1997) Guarino N., **(1997).** Compreender, construir e usar ontologias. International J. Human-Computer Studies, vol. 46, p. 293-310.

(Harland e al., 2003) Harland C., Brenchley R., e Walker H., (2003). Risk in supply networks. Journal of Purchasing and Supply Management, vol. 9, n° 1, p. 51-62.

(IBM, 2006) IBM: Ontology Definition Metamodel, junho de 2006. **(ISO 31000, Cláusula 2.1, 2009)** Gestão de riscos - Um guia prático para as PME (2009).

(Jackson e al., 2012) Jackson G., Patel S., e Khan S., (2012). Avaliação do problema da contrafação de medicamentos no Reino Unido. Int J ClinPract, vol, 66, p.241-250.

(Kaufmann e al., 2005) Kaufmann L., Thiel C., e Becker A., (2005). Gestão da cadeia de abastecimento na indústria farmacêutica mexicana. No 16° simpósio anual norte-americano de pesquisa/ensino sobre compras e gestão da cadeia de suprimentos. Otto Beisheim Graduate School of Management, p. 327-353.

(Mizoguchi et Ikeda, 1996) Mizoguchi R., et Ikeda M., (1996). Rumo à Engenharia Ontológica (AI-TR-96-1). Osaka: ISIR, Universidade de Osaka.

(NASA, 2002) Risk Management Procedural Requirements (Revalidated2/1/07   ),

NASA.

http://nodis3.gsfc.nasa.gov/displayAll.cfm?Internal ID=N PR 8000 0004 &page name=ALL.

(Norrman e Linroth, 2002) Norrman A., e Linroth R., (2002). Supply Chain Risk Management: Purchaser's vs. Planner's Views on sharing capacity investment risks in the Telecom Industry, Actas da 11ª Conferência Internacional Anual da IPSERA, Universidade de Twente, p.577-595.

(Schneider e al., 2010) Schneider J.L., Wilson A., e Rosenbeck J.M., (2010). Pharmaceutical companies and sustainability: an analysis of corporate reporting. Benchmarking, vol. 17, pp. 421-434.

(Schreiber, 2005) Schreiber G., (2005). Uma sintaxe de apresentação UML para OWL Lite, Relatório Técnico.

(Tawab, 2010) Tawab M., (2010). Garantia de qualidade das matérias-primas: garantia prática de elevados padrões de qualidade na produção, controlo de qualidade e distribuição de medicamentos e excipientes, parte 2. In produktion, qualitätskontrolle und distribution von wirk-und hilfsstoffen, vol. 72, p. 418-426.

(Uschold e al., 1998) Uschold, M., King, M., Moralee, S., Zorgios, Y., (1998). " The Enterprise Ontology ". The Knowledge Engineering Review, edição especial sobre :

Putting Ontologies to Use, n°13.

(Uscholod e Grüninger, 1996) Uschold M., e Grüninger M., (1996). Ontologias: Principles, Methos and Applications. J. of Knowledge Engineering Review, vol. 11, n° 2.

(Uschold e King, 1995) Uschold M., e King M., (1995). Towards a Methodology for Building Ontologies (Para uma Metodologia de Construção de Ontologias). IJCAI'95 Workshop on Basic Ontological Issues in Knowledge Sharing, Montreal, Canadab.

(Wildemann,   2006)   Wildemann   H.G.,   (2006).   Estaltungde

RisikomanagementsimLeistungserst

ellungsprozess-

Risikomanagement in der Beschaffung. Risikomanagement und Rating, p. 141-142.

(Ziegenbein, 2007) Ziegenbein A., (2007). Identifikation, Bewertung und Steuerung von Supply Chain Risiken - eineMethodik. Supply Chain Risiken: Identifikation, Bewertung und Steuerung, p. 81.

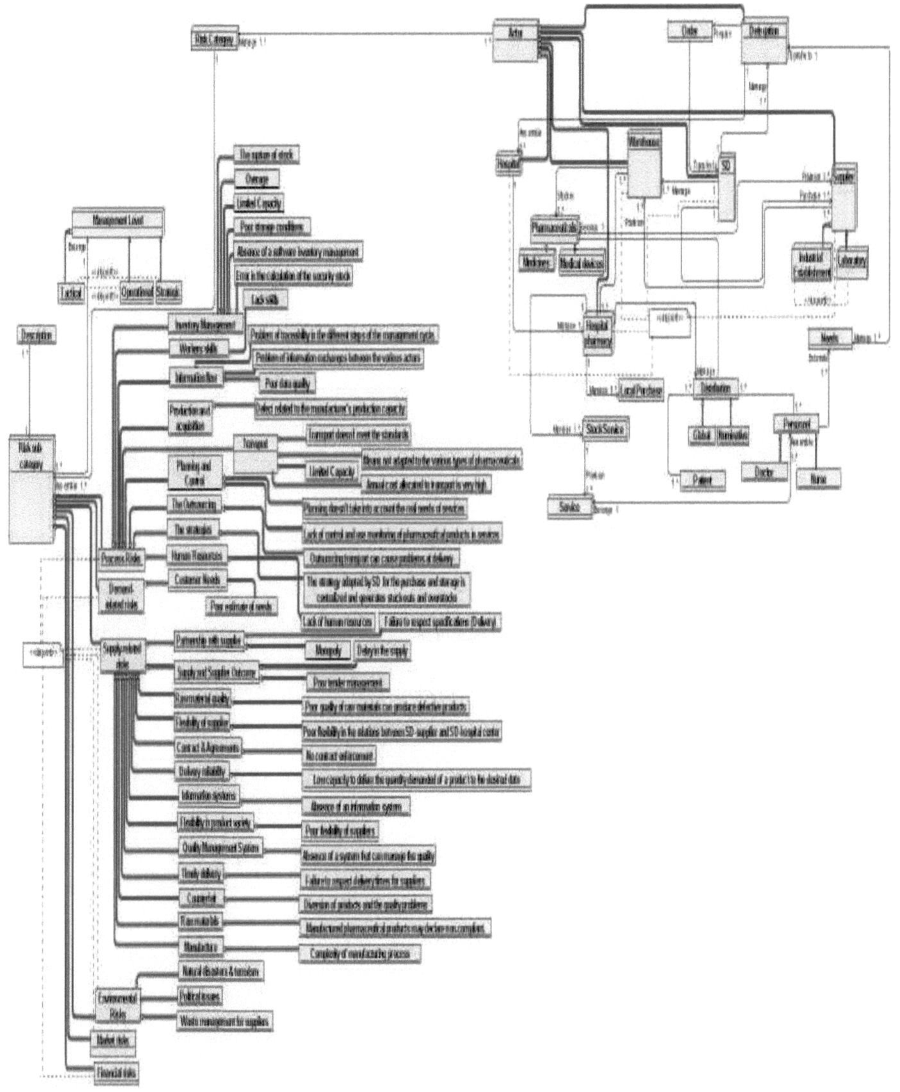

Figura 10. Ontologia de domínio para a gestão de riscos na cadeia de abastecimento de produtos farmacêuticos em Marrocos

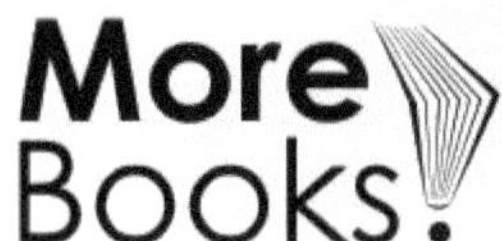

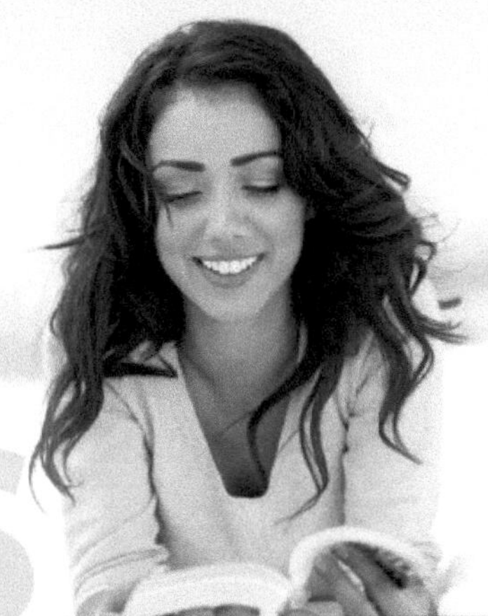

Buy your books fast and straightforward online - at one of world's fastest growing online book stores! Environmentally sound due to Print-on-Demand technologies.

Buy your books online at
www.morebooks.shop

Compre os seus livros mais rápido e diretamente na internet, em uma das livrarias on-line com o maior crescimento no mundo! Produção que protege o meio ambiente através das tecnologias de impressão sob demanda.

Compre os seus livros on-line em
www.morebooks.shop

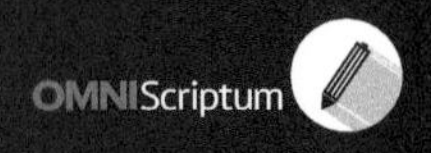

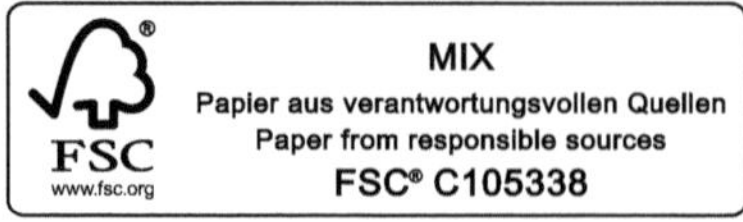

Printed by Books on Demand GmbH, Norderstedt / Germany